BEI GRIN MACHT SICH IHR WISSEN BEZAHLT

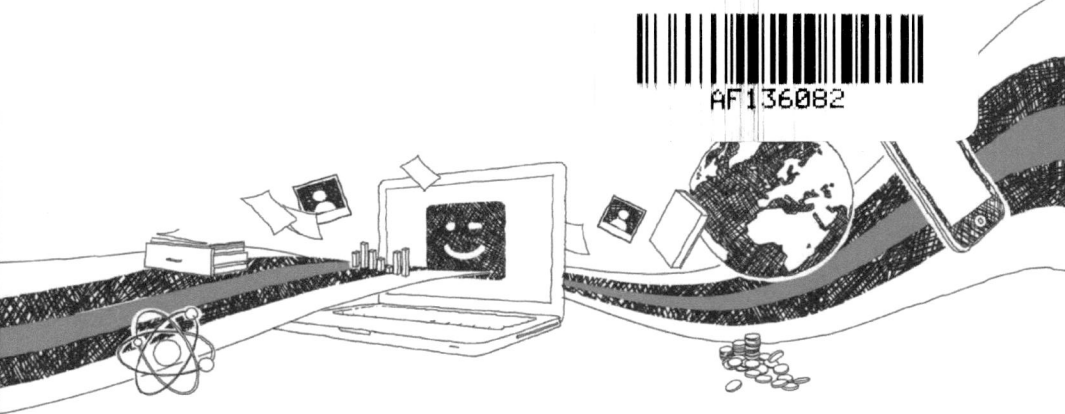

AF136082

- Wir veröffentlichen Ihre Hausarbeit, Bachelor- und Masterarbeit

- Ihr eigenes eBook und Buch - weltweit in allen wichtigen Shops

- Verdienen Sie an jedem Verkauf

Jetzt bei www.GRIN.com hochladen und kostenlos publizieren

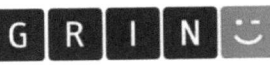

Zahnmedizinische Betreuung und Versorgung von demenzerkrankten Patienten

Naside Güler

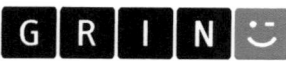

Bibliografische Information der Deutschen Nationalbibliothek:

Die Deutsche Nationalbibliothek verzeichnet diese Publikation in der Deutschen Nationalbibliografie; detaillierte bibliografische Daten sind im Internet über http://dnb.d-nb.de abrufbar.

ISBN: 9783346972583
Dieses Buch ist auch als E-Book erhältlich.

Druck und Bindung: Books on Demand GmbH, Norderstedt Germany
Gedruckt auf säurefreiem Papier aus verantwortungsvollen Quellen

Das vorliegende Werk wurde sorgfältig erarbeitet. Dennoch übernehmen Autoren und Verlag für die Richtigkeit von Angaben, Hinweisen, Links und Ratschlägen sowie eventuelle Druckfehler keine Haftung.

Das Buch bei GRIN: https://www.grin.com/document/1417262

Hausarbeit

Studiengang: Dentalhygiene & Präventionsmanagement (B.Sc.)

Jahrgang: Sommer Semester 2022

Modul: 1100

Thema: Die zahnmedizinische Betreuung und Versorgung demenzerkrankten Patienten.

eingereicht von:

Naside Güler

am 15.08.2022

Inhaltsverzeichnis

Abbildungsverzeichnis

1 Einleitung

Die sinkende Zahl der Neugeborenen und die zuwachsende Zahl der älteren Menschen führen zu einer älter werdenden Bevölkerung (Demenz - Was ist Demenz? 2021). Die steigende Bevölkerungsalterung führt dazu, dass Alterserkrankungen wie z.B. Demenz, zur Volkserkrankung werden. Nach Angaben des Bundesministeriums für Gesundheit sind Bundesweit 1,6 Millionen an Demenz erkrankt. Das Risiko an Demenz zu erkranken verdoppelt sich ab dem 65. Lebensjahr alle fünf Jahre, so dass circa ein Drittel der über 90-Jährigen an Demenz erkranken (Mahlberg & Gutzmann, 2009). Durch die Störung des Gedächtnisses und des Denkvermögens sind betroffene bei alltäglichen Handlungen beeinträchtigt und somit Pflegebedürftig (Ebert,2016). Für die Angehörigen, behandelnden Ärzte und Pflegepersonal bedeutet dies große Herausforderung. Aufgrund der Beeinträchtigung dementiell erkrankten Patienten muss auch die zahnmedizinische Versorgung und Betreuung dieser Gruppe dementsprechend angepasst werden (Haffner, 2012). In der Fünften Deutschen Mundgesundheitsstudie (DMS V) wird dargelegt, dass knapp ein Drittel der Menschen auf Pflege angewiesen und nicht in der Lage sind die natürlichen Zähne angemessen zu reinigen und pflegen. Der erste Teil der Arbeit beschäftigt sich mit der Thematik „Demenz" im Allgemeinen und mit der Frage, was „Demenz" ist. Im weiteren Verlauf wird auf die möglichen zahnärztlichen Krankheiten eingegangen und jene werden systematisch beleuchtet. Als Zielsetzung dieser Arbeit stehen die zahnmedizinischen Versorgungen und Betreuungsmöglichkeiten der an Demenz erkrankten Menschen im Fokus.

2 Demenz

Die krankhafte Veränderung des Gehirns wird mit dem Oberbegriff Demenz beschrieben, die mit einem fortentwickelnden Ausfall bestimmter geistiger Fähigkeiten wie Denken, Zurechtfindung und Lernfähigkeit mit sich bringen (Demenz - Was ist Demenz,2021). Mit der Erkrankung verbunden nehmen die mentalen, emotionalen und sozialen Kompetenzen ab. Je nach Prägung und Auslöser der Erkrankung sind die Fähigkeiten wie z.B. das Kurzzeitgedächtnis, die Denkfähigkeit, die Artikulation und die Motorik betroffen. Je nach Art der Demenzerkrankung können auch bei Betroffenen zu Veränderungen der Persönlichkeit kommen. Im Allgemeinen wird unterschieden zwischen primärer und sekundärer Demenz (Kastner et al., 2022). Sekundäre Demenzen entstehen in Folge-Stoffwechsel-Erkrankungen, bei denen die Nervenzellen beeinträchtigt werden. Bei der primären Demenzformen wird unterschieden zwischen fortschreitenden und nicht fortschreitenden Formen. An dieser Stelle ist wichtig zu erkennen, ob der Abbauvorgang des Gehirns sich stetig vergrößert oder ob ein einmaliger Verlust stattgefunden hat. In Abbildung 1 fällt auf, dass 60% dementieller

Erkrankungen unter Arzheimer-Demenz entfällt (Flöer, 2017). Mit 15% ist die vaskuläre Demenz die zweithäufigste Form. Demenzen mit Lewy-Körperchen sind ebenso mit 15% aufgelistet und somit an dritter Stelle zu finden. Nur weniger als 10% machen die übrigen Demenzformen aus.

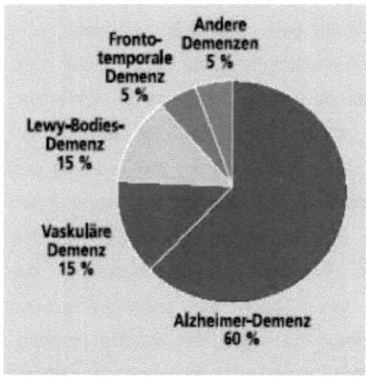

Abbildung 1: Demenzformen (Diagnostik von Demenzerkrankungen, 2005)

2.1 Alzheimer Demenz

Alzheimer Demenz wurde erstmals im Jahr 1906 von dem Neurologen Alois Alzheimer charakterisiert (Lieb & Frauenknecht, 2015). Der Neurologe stellt bei einer Patientin Rückbildungen an den Nervenzellen im Gehirn fest. Hier wird erstmals ein früh beginnendes demenzielles Syndrom diagnostiziert. Die Erkrankung verläuft chronisch und tritt ab dem 65.Lebensjahr auf. Defizite wie z.B. Gedächtnisschwund, Orientierungsstörung und Zurechtfindungsstörung sind gleichmäßig ausgeprägt, zudem bestehen neurologisch keine fokussierten Defizite. Die Erkrankung wird in 3 Stadien eingestuft, diese werden leichte, mittelschwere und schwere Alzheimer Krankheit genannt (Ebert, 2016). Beim ersten Stadium, also bei einer leichten Alzheimer Krankheit leiden die Erkrankten unter Orientierungsstörung in nicht vertrauten Orten, Aphasie, eingeschränkte Denkvermögen und seelischer Verstimmung, sowie schwaches Gedächtnisvermögen. Das Einprägen neuer Informationen ist beeinträchtigt. Die Motorik ist hier nicht gestört. Im 2.Stadium, der sogenannten mittelschweren Alzheimer Krankheit sind die Erkrankungsmerkmale, wie das weitgehende Defizit des Kurzzeitgedächtnisses. Demzufolge können sich die Patienten nicht mehr genau an frühere Situationen erinnern. Selbst an bekannten Ortschaften treten Orientierungsstörungen auf sowie das Nichterkennen der Verwandtschaften. Zusätzlich treten schwere Sprachstörungen, Ruhelosigkeit und Aggressivität auf (Masuhr et al., 2013). Bei einer schweren Alzheimer Krankheit liegt ein heftiger Ausfall des Erinnerungsvermögens und

Denkvermögens vor. Die betroffenen Personen können sich möglicherweise nicht mehr selbst pflegen, in diesem Fall kommt es oft zur Inkontinenz, gestörter Vitalität, Schluckstörungen bis hin zur Bettlägerigkeit (Masuhr et al., 2013).

2.1.1 Krankheitsentwicklung der Alzheimer-Demenz

Bei der Alzheimer Demenz gibt es zwei Arten, der zu den krankhaften Veränderungen an der Hirnrinde führen (Lieb & Frauenknecht, 2015). Diese sind sensible Plaques und Neurofibrinbündel. Miteinander verbundene Neurone bilden das Gehirn. Die Synapsen gestalten ein gigantisches Geflecht und gewähren die Weiterleitung von Nachrichten von einem Neuron zum anderen. Zehn bis fünfzehn Jahre vor dem eintreten der ersten Krankheitserscheinungen treten im Gehirn der betroffenen 2 Veränderungen auf. Die Veränderung des Gehirns findet durch Plaque Bildung und Tau Fibrillen statt. Außerhalb der Nervenzelle finden von Beta Amyloid Eiweißablagerungen statt, somit kommt es zu einer Plaque Bildung. In der Nervenzelle findet die veränderte Ansammlung von Tau-Proteinen. Im Körper des Menschen wird das Amyloid Precursor Protein gebildet, dies strecken die Zellmembran der Neuronen. Kommt es durch gewisse Enzyme zu einer Zerschneidung der Amyloid Precursor Proteine, so wird das Beta Amyloid gelöst. Somit kann das Beta Amyloid nicht mehr gesteuert werden, die Folge ist, dass außerhalb der Zelle übermäßig Beta Amyloid gebildet wird. Schließlich findet dort eine Verklumpung der Proteine statt und es bilden sich unlösliche Plaques. Die Kommunikation der Nervenzellen verläuft durch einen elektrischen Impuls vom Zellkörper, sprich vom Soma zur Synapse. Der Impuls durchströmt das Axon, dessen Grundgerüst durch das Zytoskelett aus Mikrotubuli geschützt wird. Wiederum bleiben die Mikrotubili durch das Tau Protein konstant. Die chemische Veränderung und die Fehlbildung der Tau-Protein ist bei Demenz Erkrankten gravierend. Die Folgen der Veränderung und Fehlbildung sind, auflösen der Mikrotubili, Zytoskelett und Nervenzelle. Das fadenförmige lose Protein staut sich in der Nervenzelle. Beim Wegfallen des Zytoskeletts werden die Neuronen abgebaut. Die Dimension der Synapsen verringern sich und der Anschluss zwischen ihnen gehen zu Grunde. Die extreme Ablagerung von Tau Protein in der Nervenzelle, führt zur Bildung der Fibrillen. Hiermit kommt es zu einer Degeneration der Nervenzelle. Beta Amyloid Plaques und Tau-Fibrillen setzten sich nicht zeitgleich in die nahekommenden Gehirn Regionen auf, zudem ist die Entstehung temporär nicht parallel (Wunderlich & Dahse, 2019). Zuerst bildet sich im Hippocampus die Tau Fibrillen, diese Hirnregion ist ein wichtiger Teil für die Gedächtnisbildung und Lernfähigkeit. Nach dem Ausbreiten der Fibrillen findet das Zunehmen des Nervenverlustes im gesamten Gehirn statt. Die vielseitigen Fehlfunktionen kommen durch die Schrumpfung des Gehirns.

2.2 Vaskuläre Demenz

Rund 0,3 Prozent der Bevölkerung leidet an Vaskuläre Demenz (Demenz - Was ist Demenz? 2021). Vaskuläre Demenz ist eine Form der Demenzerkrankung, der durch verkalkte Gefäßveränderungen mit kleinen oder vielfältigen Infarkten entsteht. Die Risikofaktoren an der Art von Demenz zu erkranken sind zunehmendes Alter, Bluthochdruck, starkes Übergewicht, Diabetes, Rauchen und eine Erkrankung des Herzkreislaufsystems (Kastner et al., 2022). Hier beginnt die Erkrankung plötzlich und die Symptome verschlechtern sich schleichend in Verbindung mit neurologischen Auffälligkeiten. Dazu kommen die klinischen Anomalien wie Hypertonie, Geräusche an der Herzschlagader. Bereits zu Beginn der Erkrankung ist die Verwirrung des Erkrankten zu erkennen, zudem befinden sich die Betroffenen in einer depressiven Lage.

2.2.1 Krankheitsentwicklung der Vaskuläre Demenz

Vaskuläre Demenz kann nach einer Durchblutungsstörung im Gehirn entstehen (Masuhr et al.,2013). An manchen Hirnrealen wird zu wenig Sauerstoff geliefert, dadurch können Hirnzellen in mehreren Regionen des Gehirns beeinträchtigt werden. Dies wiederum führt zu Lähmungen der Muskeln oder Extremitäten. Um die Diagnose der Vaskulären Demenz sicher festzustellen, müssen die Symptome und hierzu der Krankheitsverlauf erfasst werden (Kastner et al., 2022). Hierfür werden das Herzkreislaufsystem und neurologische Funktionen wie z.B. Gleichgewichtssinn geprüft. Zudem sind Blutuntersuchungen unverzichtbar, da hier wichtige Hinweise auf Durchblutungsstörungen auffindbar sind. Um Hirnschädigungen sicher festzustellen, wird eine Computertomographie oder Magnetresonanztomographie benötigt.

2.3 Lewy-Körper-Demenz

Der Nervenarzt Friedrich H.Lewy untersucht im Jahr 1912 Parkinson und stellt fest, dass winzige Eiweiß Ablagerungen in den Nervenzellen des Mittelhirns bei einem Parkinson Patienten zu beobachten sind (Kastner et al., 2022). Die runden Protein Ablagerungen sind bei Parkinson und einer Lewy Körper Demenz zu sehen. Es ist durchaus möglich, dass sich bei Alzheimererkrankten Lewy-Körper im Gehirn befinden, sowie auch bei Lewy-Körper Erkrankten Alzheimer Plaques. Zudem kann das Lewy Demenz auch als zusätzliche Erkrankung zur Parkinson-Syndrom auftreten. Die winzigen Eiweiß Ablagerungen werden in den Nervenzellen des Mittelhirns und in der Nervenzelle der Hirnrinde hervorgerufen. Die Erkrankten leiden an Gedächtnis- und Bewegungsstörung, hinzu kommen die Stimmungsschwankungen der Psyche und auftretende Halluzinationen.

2.3.1 Krankheitsentwicklung der Lewy-Körper-Demenz

Die Lewy-Körper Demenz tritt oft im hohen Alter auf (Wunderlich & Dahse, 2019). Die Erkrankung schreitet ganz unterschiedlich fort, ebenso ist die Feststellung der Lewy-Körper Demenz am lebenden Patienten extrem schwierig. Bestimmte psychologische Untersuchungen unterstützen den Arzt eine Diagnose zu stellen. Radiologische Untersuchungen wie z.B. Computertomographie oder die Magnetresonanztomographie sind an dieser Stelle sehr wichtig um andere Neurologische Erkrankungen auszuschließen. Jedoch gibt die bildliche Darstellung kein aussagekräftiges Ergebnis auf die Lewy-Body Demenz. Die Erkrankung kann erst nach dem Tod, während einer Autopsie nachgewiesen werden. Nur auf diese Art und Weise können die Lewy-Körperchen in und unter der Großhirnrinde sicher festgestellt werden. Die Symptome der Erkrankung sind der Parkinson-Syndrom ähnlich, dies führt dazu, dass zwischen den zwei Erkrankungen Verwechslungsgefahr entsteht (Flöer, 2017). Die Symptome der Lewy-Köper Demenz sind vor allem Muskelzittern, langsame Bewegung, eingeschränkte Mimik, Halluzinationen und körperliche Behinderung. Die aufgrund der Erkrankung auftretenden körperlichen und psychischen Störungen führen oft dazu, dass die Betroffenen sich von ihrem sozialen Umfeld zurückziehen. Für die Angehörigen oder Pfleger ist die Lewy Body-Demenz besonders anspruchsvoll, da die Erkrankten oft stürzen, im Schlaf durch die Angstträume um sich herumschlagen, schlagartig das Bewusstsein verlieren und an Inkontinenz leiden. Die Bewegungsdefizite und Sturzgefahr tragen dazu bei, dass die Erkrankten bettlägerig werden. In der Endphase der Erkrankung kommt es vermehrt zu Schluckstörungen und infolge dessen zu einer Lungenentzündung, die zum Tod führen können.

3 Unterstützende zahnmedizinische Betreuung -und Versorgungsmöglichkeiten der Demenz Erkrankte Menschen

Die häufig vernachlässigte Mundhygiene und die Vorliebe für süße Nahrungsmittel der Demenzerkrankten erhöht das Risiko von Parodontitis, Kronen und Wurzelkaries (Nitschke, 2021). Mundgesundheit umfasst nicht nur die Zähne, sondern auch den Zahnhalteapparat, die Kaumuskulatur und die Speicheldrüse. Die Mundgesundheit ist nicht nur wichtig für die Allgemeingesundheit, sondern grundlegend für physiologische Funktionen (Reißmann & Lamprecht, 2017). Das Durchführen der professionellen Zahnreinigung ist bei betroffenen Patienten äußerst wichtig. Die Belehrung und ausführliche Aufklärung der Familienmitglieder sowie des Pflegepersonals über die Mundhygiene Instruktion ist unverzichtbar. Im erweiterten Stadium der Erkrankung wird die Pflicht der Mundhygiene auf die Pflegepersonen übertragen.

3.1 Mobile Behandlungsmöglichkeiten und Praxisausstattung

In der Forschung von Jockusch (2021) wird erkannt, dass die Häufigkeit der zahnärztlichen Versorgung und Betreuung bei Demenzerkrankten vom Stadium der Erkrankung abhängig ist. Mit dem Fortschreiten der Demenzerkrankung nimmt das Verlangen nach zahnärztlicher Betreuung und Versorgung ab (Jockusch, 2021). Die Zahl der immobilen und pflegebedürftigen Patienten steigen (Nitschke, 2021). Kariöse Läsionen oder entzündliche Erkrankungen haben nicht nur eine schlechte Auswirkung auf die Mundgesundheit, sondern auch auf die Lebensqualität und der allgemeinen Gesundheit. Die Erkrankten erhalten oft nur eine zahnärztliche Notfallbehandlung. Die mangelnde Versorgung dementiell Erkrankten Patienten hat unterschiedliche Gründe, wie zum Beispiel, dass der Weg zum Zahnarzt sehr mühsam ist oder auch die Verwirklichung der mobilen zahnärztlichen Behandlung sehr kompliziert ist, dass der Zahnarzt die Versorgung nur im Ausnahmefall durchführen kann. Demenzerkrankte sind durch die unbekannte Umgebung häufig nur beschränkt behandelbar. Hinzu kommen die Probleme wie Inkontinenz, Bewegungs- und Lagerungseinschränkungen. Der Kooperationsvertag ermöglicht den Zahnärzten die Betreuung eines Pflegeheims zu übernehmen. Hierfür darf der Behandler einen kostenlosen Behandlungskoffer ausleihen. Um die Patienten Zuhause oder in den Pflegeeinrichtungen behandeln zu können, gibt es mobile Behandlungseinheiten (Reißmann & Lamprecht, 2017). Die Einheit beinhaltet die wichtigsten Geräte zur Behandlung eines Patienten. Hier ist ein Kompressor für die Luftpuster, Absaugung und Ultraschall eingebaut. Die Anschaffungskosten für eine mobile Behandlungseinheit hält sich in Rahmen und ermöglicht die zahnärztliche Behandlung. Die Patienten können somit in den Pflegeeinrichtungen oder zuhause behandelt werden. Die Ausstattung in den Praxisräumen spielt für die zahnmedizinische Betreuung von mobilen Patienten ebenso eine wichtige Rolle. Dementiell Erkrankte leiden oft an Wahrnehmungsstörungen sowie an anderen Erkrankungen wie Schmerzen, Immobilität, Sensibilität- und motorische Störungen. Für Patienten mit jeglichen Erkrankungen sind barrierefreie Praxisräume erforderlich, da die Patienten oft nur kurze Strecken laufen können oder auf einen Rollstuhl angewiesen sind, außerdem sollte ausreichend Platz verfügbar sein, sodass die Praxistür problemlos geöffnet und geschlossen werden kann. Bei körperlich beeinträchtigen Patienten ist ein stressfreier und reibungsloser Behandlungsablauf bedeutsam. Hilfsmittel wie ein Kissen zur optimalen Lagerung oder Zahnbänkchen zum offenhalten des Mundes sind hilfreich. Da die Patienten häufig an einer Schluckstörung leiden, ist die Aspirationsgefahr hoch, hier kann eine aufrechte Sitzposition hilfreich sein. Oghalai (2002) berichtet von einem Alzheimer Demenzerkrankten Patienten, der seine viergliedrige Brücke verschluckt hat. Der Patient wurde künstlich ernährt und konnte nicht sprechen. Nachdem Symptome wie Fieber und Husten aufgetreten sind, wurde ein Röntgenbild von dem Brustkorb angefertigt. Hier konnte ein Fremdkörper an der Speiseröhre gesichtet werden. Aufgrund der Wurzelkaries hatten sich die Pfeilerzähne von den Wurzeln getrennt. Somit kam es zu einer Aspiration des Zahnersatzes. Wenige Tage nach dem Ereignis verstarb der Patient.

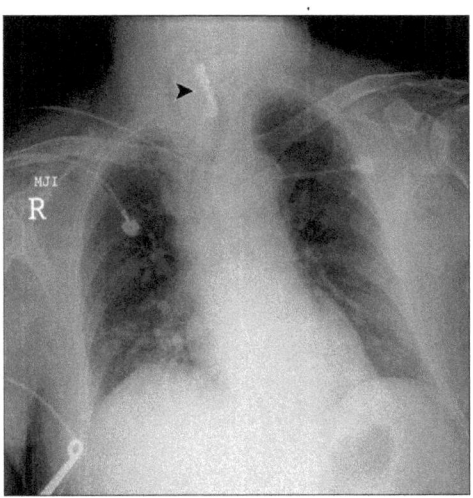

Abbildung 2: Röntgenaufnahme eines Alzheimer-Demenz Erkrankten Patienten mit verschluckter Brücke (Oghalai, 2002a).

3.2 Anamnese

Da die Patienten, die an Demenz erkrankt sind ein bestimmtes Alter erreicht haben und häufig Vorerkrankungen mit sich bringen, ist es wichtig Anamnesebögen regelmäßig zu aktualisieren (Zahnärztliche Prävention und Parodontologie im Alter – ZWP, 2013). Demenzpatienten werden als Risikopatienten zugeordnet. Informationen über Herzerkrankungen, Blutgerinnungsstörungen, Diabetes mellitus, Nierenerkrankungen und Depressionen sind für die zielführenden zahnärztlichen Behandlungen enorm wichtig. Durch das Erheben der Anamnese können Komplikationen wie Nachblutungen oder Bakteriämie verhindert werden.

3.3 Karies

Wurzelkaries ist aufgrund parodontaler Vorerkrankungen und der Alterungsprozesse eine sehr oft auftretende Erkrankung bei Demenz Erkrankten (Dr. Cornelius Haffner, 2012). Die große Gefährdung der Wurzeloberfläche für kariöse Defekte ist mit mehreren Faktoren verbunden. Generell sind Wurzeloberflächen wesentlich komplizierter zu reinigen. Aufgrund kognitiver

Störungen wie abnehmende motorische Fähigkeiten und einem beschränkten Sehvermögen sind Betroffene nicht in der Lage, die Zähne oder die herausnehmbare Prothese selber zu reinigen. Da die Dentin Struktur anfälliger als Zahnschmelz ist, erfolgt ein rascher Demineralisationsvorgang. Der kritische PH-Wert liegt bei freilegendem Dentin zwischen 6,0-6,8 (Nitschke, 2021). Das Zahnschmelz wird erst im Bereich von 5,5 bis 5,7 PH-Wert demineralisiert. Medizinisch unterscheiden sich die Defektformen von flächenhaften, stark erweichten kariösen Läsionen sowie klar umschriebenen, dunkel verfärbten und harten Läsionen. Meist sind kariöse Läsionen unterhalb der Schmelz-Zement-Grenze zu finden sowie auch an freilegenden Wurzeloberflächen. Die Merkmale einer aktiven Läsion sind erweichte Wurzeloberflächen und eine Ausbreitung des Defekts bis zur Gingiva. Die zahnärztliche Sonde ist für die Abtastung von ungeklärten Defekten optimal, jedoch sollte das Instrument definitiv nicht mit Druck angesetzt werden. Kariöse Läsionen im Approximalraum sind nur bedingt klinisch sichtbar, daher kann ein Röntgenbild zur Feststellung eines kariösen Defektes behilflich sein. Wurzelkaries wird vom Biofilm ausgelöst, was verstärkt Mutans-Streptokokken und Laktobazillen enthält. Hinzu kommt auch der Aspekt des verminderten Speichelflusses, dies kann unteranderem auch aufgrund von Medikamenten im Zuge der Demenz Behandlung, eingesetzt werden.

3.3.1 Nichtinvasive Behandlung der kariösen Läsionen

Inaktive Wurzelkaries zeichnet sich durch die harte Außenseite aus, somit ist hier keine füllungstechnische Versorgung nötig (Lussi & Schaffner, 2019). Durch die Prophylaxe Maßnahmen können inaktive Läsionen kontrolliert und beobachtet werden. Individuell strukturierte Prophylaxe Sitzungen, nutzen von Zahnpasten mit hohem Fluoridgehalt, antibakteriellem Gelee und der Versiegelung von Plaque freien Dentins mit Dentinadhäsiven, können die Remineralisation unterstützen (Müller & Nitschke, 2019). Anhand der Forschung von Srinivasan et al. (2013) wurde nachgewiesen, dass das Verwenden von einer hoch konzentrierten fluoridhaltigen Zahnpaste wie Duraphat Fluorid 5mg/g, Initialkaries auf der Wurzeloberfläche besser hemmt, als die herkömmlichen fluoridhaltigen Präparate. Ebenso stellt die Studie von Srinivasan et al. (2013) fest, dass herkömmliche Zahnpasten mit 1.500 ppm Fluorid weniger Läsionen inaktivieren als die Duraphat Fluorid 5mg/g Zahnpaste. Da Demenzerkrankte zu den Risikopatienten gehören, ist das Benutzen 1-mal täglich von hoch konzentrierten Fluoridzahnpasten empfohlen (Müller & Nitschke, 2019). Die Effektivität der Behandlung zur Vorbeugung von Karies hängt von der Umsetzung der Maßnahmen durch den Patienten oder das Pflegepersonal ab (Elmar, 2018). Zahnärztliche Maßnahmen und Empfehlungen sollten individuell die Kompetenz, Gesundheitszustand, Hilfestellung durch betreuende Angehörige oder das Pflegepersonal optimiert werden. Das Recall Intervall wird bei jedem Patienten individuell bestimmt. Die Häufigkeit der zahnärztlichen Prophylaxe und Untersuchung wird unter der Berücksichtigung der Kariesrisiko bestimmt.

3.3.2 Invasive Behandlung der kariösen Läsionen

Kariöse Läsionen mit einer Kavitation müssen mit einer Füllung versorgt werden (Müller & Nitschke, 2019). Zum Versorgen von behandlungsbedürftigen kariösen Defekten sind 2 Füllungsmaterialen vorhanden, diese sind lichthärtende Kunststoffe und chemisch härtende Glasionomerzemente. Glasionomerzemente sind von der Verarbeitung unkompliziert und geben Fluoride leicht ab. In der Forschung von Hara et al. (2005) wird die Fluoridfreisetzung belegt, jedoch ist die vorbeugende Funktion von Sekundärkaries nicht ausreichend. In der Studie von McComb et al. (2002) werden Glasionomerzemente und komposite Materialien zur Behandlung von kariösen Läsionen angewendet. Patienten, die fluoridhaltige Zahnpaste benutzen, haben nach 2 Jahren keine Sekundärkaries, jedoch bei Patienten, die fluoridfreie Zahnpaste benutzen, wird ein materialabhängiges Sekundärkariesrisiko festgestellt. An Glasionomerzemente werden zu 80% weniger Sekundärkariesrisiko als bei Kompositen Füllungen festgestellt. Die Fluoridfreisetzung von Glasionomerzemente wird durch Benutzen von fluoridhaltigen Präparaten unterstützt (Müller & Nitschke, 2019). Bei einer Kompositen Füllung wird das krankhaft veränderte Dentin mit eine Adhäsiv versiegelt, hier ist die Trockenlegung der Region wichtig, da das Material hydrophob ist. Die Anwendung von antibakterieller Adhäsiv, wie 12-Methacryloyloxydodecylpyridiniumbromid verhindert das Fortschreiten von Wurzelkaries. Imazato et al. (1994) belegt in seiner Untersuchung, dass ungehärtete Komponente 12-Methacryloyloxydodecylpyridiniumbromid eine keimtötende Wirkung gegen Streptococcus mutans und sechs andere Streptokokken aufweist. Nachdem 12-Methacryloyloxydodecylpyridiniumbromid ausgehärtet wurde, wurde nach 90 Tagen kein Auswaschen das bakterienhemmende Material festgestellt. Falls die behandelnde Region nicht trockengelegt werden kann, empfiehlt es sich Glasionomerzemente anzuwenden (Müller & Nitschke, 2019). Aufgrund der einfachen Handhabung, eignet sich das Glasionomerzemente bei Behandlung von immobilen Patienten. Bei möglicher Trockenlegung, ist die Komposite Füllung aufgrund der antibakteriellen Wirkung vorteilhaft.

3.4 Gingivitis und Parodontitis

Gingivitis und Parodontitis werden durch krankmachende Bakterien im Mund hervorgerufen (Cichon, 2018). Da es bei Demenzerkrankten oft zu einer Einschränkung der motorischen und mentalen Fähigkeiten kommt, ist die Mundhygiene oft nicht optimal. Dies hat die Folge, dass pathogene Bakterienbildung stattfindet, was in den meisten Fällen zu einer parodontalen Erkrankung führt (Reißmann & Lamprecht, 2017). Gingivitis und Parodontitis unterscheiden sich durch die reversible und irreversible Art. Während Gingivitis reversible ist, ist Parodontitis irreversible. Gingivitis kann nach einer Beseitigung von bakterieller Plaque vollständig heilen. Bei einer Parodontitis ist die Entzündung nicht nur am Zahnfleisch begrenzt, sondern reicht bis zum Zahnhalteapparat hin. Der Schweregrad der chronischen Parodontitis ist von der vorhandenen Plaque und Knochenabbau abhängig. Parodontitis kann durch präventive Maßnahmen gestoppt werden. Vor allem gehören bettlägerige Patienten zur Risikogruppe für parodontale Erkrankungen, aufgrund abnehmender neurologischer Fähigkeiten sind die Erkrankten auf andere angewiesen (Müller & Nitschke, 2019). Zudem verändern sich mit zunehmenden gesundheitlichen Erkrankungen die Vorrangstellung, somit werden zahnärztliche Behandlungen vernachlässigt.

3.4.1 Parodontale Behandlung

Die Behandlungsplanung kann den Umständen individuell angepasst werden (Dr. Cornelius Haffner, 2012). Die körperliche und psychische Lage, sowie das soziale Umfeld sollte hierfür berücksichtigt werden. Um parodontale Erkrankungen zu stoppen, ist die Elimination der Plaque erforderlich. Hierzu ist die Sub- und Supragingivale mechanische Reinigung mit einer Wurzelglättung sowie eine gründliche Mundhygiene Unterweisung nötig. Falls der Patient aufgrund der fortgeschrittenen Demenzerkrankung nicht kooperationsfähig ist, sollten die pflegenden Angehörigen oder Pfleger mit in die Mundhygieneinstruktion einbezogen werden. Der Behandlungserfolg kann bei angepasstem Recall-Intervall, sowie guter Mundhygiene auf langer Sicht stabil bleiben. Der Patient, die pflegenden Angehörigen und das Pflegepersonal sollten individuell über den Behandlungsplan aufgeklärt werden (Zahnärztliche Prävention und Parodontologie im Alter – ZWP online – das Nachrichtenportal für die Dentalbranche, 2013). Wichtig ist, dass Empfehlungen zielstrebig und nachvollziehbar ermittelt werden. Visuelle Ausdrücke von Behandlungsplänen oder Empfehlungen können eine unterstützende Funktion haben. Die Praxis Software ParoStatus.de bietet den Patienten übersichtliche Befundbögen in ausgedruckter Form. Auf dem Befundbogen ist das individuelle Erkrankungsrisiko, Behandlungsablauf, individuelle Empfehlungen für die häusliche Mundhygiene und Recallabstände aufgezeichnet.

3.5 Mund -und Zahnersatzhygiene

In der Zahnmedizin dient die Prophylaxe der Prävention von vielen Erkrankungen. Für die Überzeugung von demenziell Erkrankten, pflegenden Angehörigen oder Pflegepersonals ist die fachliche Kompetenz sowie eine ausgeprägte Empathie Fähigkeit vorteilhaft (Nitschke, 2021). Bezüglich der zahnärztlichen Prophylaxe Therapie sind jedoch einige Besonderheiten zu beachten. Grundsätzlich gilt, dass bei jeder Verordnung von Vorgängen wie zum Beispiel

Mundspüllösung, welche zur Besserung der Mundhygiene dienen soll, der Schluckreflex des Patienten überprüft werden muss. Bei ungestörtem Schluckreflex empfiehlt sich das Verwenden von Mundspüllösung und Fluoridgelee. Bei hoher Kariesaktivität besteht die Möglichkeit der intensiven Fluoridtherapie mithilfe eines Medikamententrägers (Elmar, 2018). Mundspüllösungen und Fluoride haben eine bakterienhemmende Wirkung und sind daher zur Prävention von Karies und parodontal Erkrankungen hilfreich. Eine weitere Möglichkeit der Fluoridierung kann das Einbürsten des Fluoridierungsgelee sein. Bei kognitiven Störungen kommt es zu einer Störung der manuellen Fähigkeit, somit können Demenzerkrankte die Mundhygiene nicht mehr selbstständig durchführen. Hier ist die Anweisung bezüglich der Mundhygiene an Pflegende von großer Bedeutung. Rotierende elektrische Zahnbürsten eignen sich optimal, da die Griffe dicker und greifbarer sind. Außerdem dreht sich der abgerundeter Borstenkopf mit einem Knopfdruck (Dr. Cornelius Haffner, 2012). Bei richtigem Ansetzen der Zahnbürste und Einhalten der Putzzeit kann eine gute Reinigung erfolgen. Zur Reinigung der Approximalräume ist die Interdentalbürste vorgesehen, jedoch sollte die Größe der Interdentalbürste individuell abgestimmt werden. Die Reinigung der Zunge ist für eine gesunde Mundhygiene ebenso essenziell. Dies ist bei älteren Patienten umso wichtiger, da die Faltenzunge im Alter häufiger auftritt. Diese Besonderheit führt zur vermehrten Ablagerung der Bakterien auf der Zunge und schließlich zu einer Veränderung des Geschmacks. Durch das Verwenden von Zungenreiniger können Zungenbeläge problemlos entfernt werden. Zu einer ausreichenden Mundhygiene gehört auch die korrekte Reinigung der Prothese. (Nitschke, 2021) Diese sollte im Sitzen und stressfrei erfolgen. Hiermit ist nicht die schnelle Spülung der Prothese gemeint. Die Prothese sollte mit einer Prothesenbürste unter Wasser gründlich gebürstet werden. Die Kontrolle der ausreichenden Reinigung kann nur durch genügende Lichtverhältnisse und mit aufgesetzter Brille ablaufen. Falls nach der Reinigung helle Verfärbungen zu erkennen sind, ist der Zahnersatz nicht ausreichend gereinigt worden. Bei der Reinigung ist den Erkrankten ein Waschbecken, welches mit Wasser ausgefüllt oder mit einem Tuch ausgepolstert ist, zu empfehlen. So wird die Bruchgefahr der Prothese vermindert.

3.6 Ernährung

Bei Demenzerkrankten treten häufig Defizite bei der Nahrungsaufnahme auf, dies beeinflusst Hunger und Durst Gefühl der Betroffenen (Müller & Nitschke, 2019). Die Intensivität des Geschmacks und Geruchsempfindung nimmt ab. Ebenso kann sich die Geschmacksrichtung ändern, oft entstehen bei Patienten eine Neigung für süße Nahrung. Wegen der veränderten Essgewohnheit ist es nötig die Gewichtsentwicklung zu kontrollieren. Die ersten Zeichen für eine starke Gewichtsabnahme im zahnmedizinischen Bereich sind, die Lockerung der

Oberkiefertotalprothese. Zu beachten ist, dass mehr als 10% Gewichtsabnahme innerhalb der 6 Monaten wesentlich fraglich ist. An dieser Stelle ist die Früherkennung der Gewichtsabnahme und Nahrungsmangel wichtig. Die Nahrungsaufnahme wird auch durch die Erkrankungen im Mundraum bestimmt, daher ist es wichtig bei der Anamnese nach den Beschwerden zu fragen (Stegeman & Davis, 2006). Häufig leiden die Betroffenen auch an Mundtrockenheit, was die Zerkleinerung und Vorverdauung der Nahrungsmittel erschwert. Der Speichelmangel steigert die Wahrscheinlichkeit für Krankheiten in der Mundhöhle, durch fehlenden Speichel kann es zur Störung der antibakteriellen Wirkung und Mineralstoffe kommen. Dies führt wiederum dazu, dass die Mineralien nicht an das demineralisierte Zahnschmelz widereingebaut werden können. Die antibakterielle Funktion des Speichels, dient zur Wundheilung der Weichgewebe in der Mundhöhle. Die Speichelproduktion kann durch kauen von Xylit Kaugummi, essen von knackigem Nahrungsmittel und Speichelersatzmittel angeregt werden. Damit die Erkrankten knackige Lebensmittel zu sich nehmen können, ist die Wiederherstellung der Kaufunktion unverzichtbar. Eine gut funktionierende Kaufunktion, ermöglicht einen abwechslungsreichen Speiseplan (Müller & Nitschke, 2019). Somit müssen Nahrungsmittel nicht zerkleinert werden und ein gemeinsames Essen mit anderen Menschen führt zur Verbesserung des Appetits. Jedoch ist die Ernährungsweise eng mit der Situation der Zähne verbunden. Bei Verlust von mehreren Zähnen, reduziert sich die Nahrungsmittelzufuhr. Hier ersetzen weiche Nahrungsmittel das Fleisch, Obst oder Gemüse (Stegeman & Davis, 2006). Durch das Kauen werden bestimmte Impulse im Gehirn ausgelöst, die das Lernen aktivieren. Bei Patienten mit eingeschränkter Kaufunktion kann Demenz schneller fortschreiten. Bei schwierigen Gebisssituation, parodontalen Erkrankungen, Zahnlücken oder schlechtsitzenden Prothesen passen die Betroffenen die Lebensmittelauswahl der Gebisssituation an. Patienten mit einer neuen Prothese müssen sich zunächst an die umständliche Kaubewegung gewöhnen.Während dem Tragen der Prothese hilft die Flüssigkeitszufuhr und Kauen von weichen Nahrungsmitteln. Ebenso ist es wichtig anzuraten langsam zu essen, die Nahrung länger zu kauen und harte Lebensmittel wie Äpfel oder Karotten in Stücke zu schneiden. Bei größeren Mahlzeiten träten Müdigkeit und Völlefühl auf, daher sind häufig kleiner Mahlzeiten empfehlenswert. Kommt es zur einer Geschmacksveränderung der Betroffenen, können Gewürze wie Pfeffer, Thymian und Basilikum den Geschmack vom Nahrung verbessern. Damit das Kauen und Schlucken einfacher werden, ist es wichtig Mahlzeiten mit ausreichend Wasser aufzunehmen. Flüssigkeitsmangel führt bei älteren Menschen schneller zu Kreislaufstörungen, daher ist die Flüssigkeitszufuhr von mindestens 1,5 Liter wichtig. Nährstoffe wie Proteine, Fette, Kohlenhydrate, Vitamine, Mineralstoffe und Ballaststoffe sollen in ausreichender Menge aufgenommen werden (DGE empfiehlt: Auf Fettmenge und -qualität achten, 2015). Neurologische Erkrankungen können unteranderem durch Vitamin B6 und Vitamin B12

Mangel hervorgerufen werden, daher ist es wichtig Fleisch in den Speiseplan zu prägen. Eine Verschlechterung des Gedächtnisses und Gleichgewichtsstörung können durch Vitamin B12 Mangel entstehen (Stegeman & Davis, 2006). Die Deutsche Gesellschaft für Ernährung e. V (DGE) hat auf wissenschaftlicher Grundlage zehn Regeln aufgestellt, welche eine gesundheitserhaltende, lebenswichtige und ausgeglichene Nahrungsaufnahme ermöglicht. Dazu zählen zunächst vielfältige und pflanzliche Lebensmittel. Außerdem ist der Verzehr von Gemüse und Obst äußerst wichtig. Hierzu reichen 5 Portionen Gemüse und 3 Portionen Obst am Tag aus. Ein weiterer Gesichtspunkt ist, dass Lebensmittel wie Reis oder Nudeln möglichst aus Vollkorn gewählt werden müssen. Auch tierische Lebensmittel sind von großer Bedeutung. Hier reicht der Verzehr von 1-2-mal pro Woche, allerdings nicht mehr als 300-600 Gramm pro Woche. Des Weiteren ist es wichtig, Zucker und Salz einzusparen sowie. Schließlich empfiehlt es sich auch, wenn möglich körperliche Aktivitäten in den Alltag zu integrieren.

3.6.1 Probiotika

Probiotika sind lebende Mikroorganismen, die gesundheitsfördernd sind (Arweiler, 2019). Das sind natürliche oder genetisch angepasste Bakterienstämme, sie können zur Vorbeugung oder Behebung oraler Krankheiten, wie Parodontitis oder Karies verwendet werden. Probiotika, welche vorteilhaft für die Mundgesundheit sind, sind Lactobacillus und Bifidobacterium, diese Mikroorganismen kommen ebenso in der natürlichen Mundflora vor. Sie reduzieren die Anzahl der krankmachenden Bakterien und verringern die Plaquebildung. Lebensmittel wie Milchprodukte oder Quark können zur probiotischen Therapie eingesetzt werden.

3.7 Kommunikation

Die Kommunikation und der richtige Umgang mit Menschen, welche an Demenz erkrankt sind ist von großer Bedeutung (Reißmann & Lamprecht, 2017). So können Konflikte und Notfälle vermieden werden. Hierbei ist ein ruhiges Verhalten und möglichst wenig Körperkontakt zu empfehlen. Eine vortreffliche Kommunikation zeichnet sich durch knappe und sachliche Sätze, Anerkennung und direkte Ansprachen des Patienten mit dem Namen aus. Währenddessen ist das Lächeln und das freundliche Auftreten nicht zu vergessen. Die Gemütslage der Erkrankten können thematisiert werden. Somit haben Erkrankte den Eindruck, dass ihr Gegenüber ein besseres Verständnis für die Lage hat. Bekannte Gegenstände, Räume sowie Menschen führen zu einer sicheren Atmosphäre für Patienten. Wichtig ist auch, dass dementiell Erkrankte keinen Zwang spüren dürfen. Des Weiteren ist bei der Vereinbarung der Termine die Wünsche der Erkrankten zu berücksichtigen.

4 Fazit

Mit dieser Hausarbeit wurde die Betreuung und Versorgungsmöglichkeiten der Demenzerkrankten Patienten präsentiert. Zusammenfassend zählt hierzu die Ermöglichung der Kontrolluntersuchungen und präventive Maßnahmen zur Mundgesundheit. Ein sogenannter Kooperationsvertag zwischen Zahnarzt und Pflegeeinrichtung ermöglicht dem Zahnarzt und dem Patienten die Behandlung. Ebenso die vollausgestatte mobile Behandlungseinheit ist ein weiteres Instrument, um immobile Patienten Zuhause oder in Pflegeeinrichtungen zu behandeln. Um wiederum mobile Patienten zu behandeln, ist die barrierefreie Praxisausstattung erforderlich. Aufgeführt wird auch der Aspekt der patientengerechten Lagerung in Betracht von Aspirationsgefahr. Außerdem können auch Kissen zur Lagerung als Hilfsmittel verwendet werden. Um die Behandlung für die Beteiligten angenehmer zu gestalten sind zum Offenhalten des Mundes „Zahnbänkchen" vorteilhaft. Auch die regelmäßige Aktualisierung des Anamnesebogens dient zur Verminderung der vermeidbaren Notfälle in Verbindung mit zahnärztlichen Behandlungen. Bei der Durchführung der Kontrolluntersuchung ist das Anfertigen von Röntgenbildern zur sicheren Diagnosestellung grundlegend. Inaktive Läsionen können durch Benutzen von Zahnpasten mit hohem Fluoridgehalt, antibakteriellem Gelee und der Versiegelung von Plaque freies Dentin präventiv behandelt werden. Kommt es zu einer Kavitätsbildung, ist die konventionelle Füllungstherapie unverzichtbar. Hierzu können Materialen, wie Glasionomerzemente und Komposite verwendet werden. Bei erhöhtem Kariesrisiko empfiehlt es sich eine hochkonzentrierte fluoridhaltige Zahnpaste 1x am Tag zu benutzen. Ratschläge sowie Empfehlungen sollen der Lebenssituation des Erkrankten angepasst werden. Je nach Kariesrisiko wird das Behandlungsintervall individuell festgelegt. Kommt es zu einer Gingivitis, reicht die Optimierung der häuslichen Mundhygiene und das vollständige Entfernen des Biofilms, sowie das Benutzen von antibakteriellen Mundspüllösungen zur Heilung. Um eine Parodontitis zu behandeln, ist die subgingivale und supragingivale Reinigung erforderlich, auch hier können Mundspüllösungen und antibakterielle Zahnpasten unterstützend wirken. Falls der Patient nicht in der Lage ist, die Mundhygiene selbst zu betreiben, ist die Mundhygieneinstruktion weiter an die pflegenden Personen zu geben. Ausführliche Aufklärung und der Ausdruck von der Behandlungsplanung verschaffen für den Patienten und Pflegenden eine nachvollziehbare Behandlungsstruktur. Für eine unbeschwerte Mundgesundheit ist die ausführliche Zahn-, Zungen- und Prothesenreinigung zwingend erforderlich. Die ausgewogene Ernährung führt zu einer ausreichenden Vitamin- und Mineralstoffzufuhr. Mit probiotischen Mitteln kann die Mundflora unterstützt werden. Ein weiterer wichtiger Aspekt ist, dass die Kommunikation zwischen dem Behandler und Patient, sowie Pfleger reibungslos und einfühlsam verlaufen. Letztlich ist ein Zusammenspiel dieser Faktoren von essentieller Bedeutung, welche somit zum Erfolg und damit zur Genesung führen.

5 Literaturverzeichnis

Arweiler, P. D. (2019, 16. Juli). *Probiotika und Mundgesundheit.* zm-online

. https://www.zm- online.de/archiv/2019/14/titel/probiotika-und-mundgesundheit/

Cichon, P. D. (2018, 28. August). *Prävention oraler Leiden bei schweren*

Allgemeinerkrankungen – ZWP online – das Nachrichtenportal für die Dentalbranche.

ZWP. https://www.zwp-online.info/fachgebiete/prophylaxe/prophylaxe/praevention-oraler-

leiden-bei-schweren-allgemeinerkrankungen

Demenz - Was ist Demenz? (2021, 14. Januar). Gesundheitsportal.

https://www.gesundheit.gv.at/krankheiten/gehirn-nerven/demenz/was-ist-das.html

DGE empfiehlt: Auf Fettmenge und -qualität achten. (2015). DGE.

https://www.dge.de/presse/pm/dge-empfiehlt-auf-fettmenge-und-qualitaet-achten/

Diagnostik von Demenzerkrankungen. (2005, 18. Juni). [Diagramm].

https://www.aerzteblatt.de/archiv/47704/Zertifizierte-medizinische-Fortbildung-

Diagnostik-von-Demenzerkrankungen

Dr. Cornelius Haffner. (2012, 21. Mai). *Prophylaxe in der Alterszahnmedizin – ZWP online –*

das Nachrichtenportal für die Dentalbranche. ZWP Online. https://www.zwp-

online.info/fachgebiete/prophylaxe/prophylaxe/prophylaxe-der-alterszahnmedizin

Ebert, D. (2016). *Psychiatrie systematisch (Klinische Lehrbuchreihe)* (9., neubearb. Aufl.)..

UNI-MED

Elmar, D. (2018, 16. Juli). *Alterszahnmedizin in der Praxis: So machen Sie sich fit!* zm online.

https://www.zm-online.de/archiv/2018/14/zahnmedizin/alterszahnmedizin-in-der-praxis-
so-machen-sie-sich-fit/

Flöer, C. (2017, 10. April). *1*. pflege.de.
https://www.pflege.de/krankheiten/demenz/#magazin-diagnose-demenz-so-sind-wir-
damit-umgegangen

Hara, A. T., Queiroz, C. S., Freitas, P. M., Giannini, M., Serra, M. C. & Cury, J. A. (2005).
Fluoride release and secondary caries inhibition by adhesive systems on root dentine.
European Journal of Oral Sciences, 113(3), 245–250. https://doi.org/10.1111/j.1600-
0722.2005.00214.x

Imazato, S., Torii, M., Tsuchitani, Y., McCabe, J. & Russell, R. (1994). Incorporation of
Bacterial Inhibitor into Resin Composite. *Journal of Dental Research, 73*(8), 1437–1443.
https://doi.org/10.1177/00220345940730080701

Jockusch, J. (2021, 14. August). *Influence of cognitive impairment and dementia on oral
health and the utilization of dental services - BMC Oral Health*. BioMed Central.
https://bmcoralhealth.biomedcentral.com/articles/10.1186/s12903-021-01753-3

Kastner, U., Schraut, V. & Löbach, R. (2022). *Handbuch Demenz: Fachwissen für Pflege und
Betreuung* (5. Aufl.). Urban & Fischer Verlag/Elsevier GmbH.

Katharina Kirstein, Jonas Seidel, Esther Stehle, Benjamin Herten, Dr. Nils Müller, Nora

Schulte-Coerne. (2021, 10. Dezember). *Literaturstudie zu innovativen Versorgungsansätzen
für Menschen mit Demenz*. Bundesministerium für Gesundheit.
https://www.bundesgesundheitsministerium.de/service/publikationen/details/literaturstudie-

zu-innovativen-versorgungsansaetzen-fuer-menschen-mit-demenz.html

Lieb, K. & Frauenknecht, S. (2015). *Intensivkurs Psychiatrie und Psychotherapie: Mit Zugang zum Elsevier-Portal* (8. Aufl.). Urban & Fischer Verlag/Elsevier GmbH.

Lussi, A. & Schaffner, M. (2019). *Fortschritte der Zahnerhaltung*. Beltz Verlag.

Mahlberg, R. & Gutzmann, H. (2009). *Demenzerkrankungen: erkennen, behandeln und versorgen* (1. Aufl.). Deutscher Ärzteverlag.

Masuhr, K. F., Masuhr, F. & Neumann, M. (2013). *Duale Reihe Neurologie* (7. Aufl.). Thieme.

McComb, M. C., Wood, E., Maxymiw, M. & Erickson, W. (2002, 1. September). *A clinical comparison of glass ionomer, resin-modified glass ionomer and resin composite restorations in the treatment of cervical caries in xerostomic head and neck radiation patients.* Europe PMC. https://europepmc.org/article/MED/12216559

Müller, F. & Nitschke, I. (2019). *Der alte Patient in der zahnärztlichen Praxis* (1. Aufl.).. Quintessence Publishing

Nitschke, I. (2021, 22. Juni). *Zahnmedizinische Versorgung älterer Menschen: Chancen und Herausforderungen*. SpringerLink. https://link.springer.com/article/10.1007/s00103-021-03358-1?error=cookies_not_supported&code=f0079065-ee01-48b3-89c1-119914592817

Oghalai, J. S. (2002a). *Aspiration of a Dental Appliance in a Patient With Alzheimer Disease* [Fotografie]. https://jamanetwork.com/journals/jama/article-abstract/1845246

Oghalai, J. S., MD. (2002b, November 27). *Aspiration of a Dental Appliance in a Patient With Alzheimer Disease*. JAMA | JAMA Network. https://jamanetwork.com/journals/jama/article-abstract/1845246

Reißmann, D. R. & Lamprecht, R. (2017). *Zahn- und Mundgesundheit im Alter (Praxiswissen Gerontologie und Geriatrie kompakt 8)* (1. Aufl.). De Gruyter.

Srinivasan, M., Schimmel, M., Riesen, M., Ilgner, A., Wicht, M. J., Warncke, M.,

Ellwood, R. P., Nitschke, I., Müller, F. & Noack, M. J. (2013). High-fluoride toothpaste: a multicenter randomized controlled trial in adults. *Community Dentistry and Oral*

Stegeman, C. A. & Davis, R. J. (2006). *Zahnmedizin und Ernährung: Basiswissen - Beratung - Prävention*. Urban & Fischer Verlag/Elsevier GmbH.
Epidemiology, 42(4), 333–340. https://doi.org/10.1111/cdoe.12090

Wunderlich, S. & Dahse, K. (2019). *Demenz und Delir: Vom Symptom zu Diagnose und Therapie - Fortbildung kompakt (Schriftenreihe der Bayerischen Landesapothekerkammer. 98)* (1. Aufl.). Govi-Verlag

Zahnärztliche Prävention und Parodontologie im Alter – ZWP online – das Nachrichtenportal für die Dentalbranche. (2013, 19. Februar). Prof. Dr. Dirk Ziebolz, M.Sc. https://www.zwp-online.info/fachgebiete/parodontologie/prophylaxe/zahnaerztliche-praevention-und-parodontologie-im-alter